Marcel Doll

30 WORKOUTS IN DER BOX

Bodyweight-Training ohne Geräte

Trainingskarten für mehr Kraft, Ausdauer und optimale Fitness

riva

Bibliografische Information der Deutschen Nationalbibliothek

Die Deutsche Nationalbibliothek verzeichnet diese Publikation in der Deutschen Nationalbibliografie.

Detaillierte bibliografische Daten sind im Internet über http://d-nb.de abrufbar.

Für Fragen und Anregungen

info@rivaverlag.de

Wichtige Hinweise

Dieses Produkt ist für Lernzwecke gedacht. Es stellt keinen Ersatz für eine individuelle medizinische Beratung dar und sollte auch nicht als solcher benutzt werden. Wenn Sie medizinischen Rat einholen wollen, konsultieren Sie bitte einen qualifizierten Arzt. Der Verlag und der Autor haften für keine nachteiligen Auswirkungen, die in einem direkten oder indirekten Zusammenhang mit den Informationen stehen, die in diesem Buch enthalten sind.

Ausschließlich zum Zweck der besseren Lesbarkeit wurde auf eine genderspezifische Schreibweise sowie eine Mehrfachbezeichnung verzichtet. Alle personenbezogenen Bezeichnungen sind somit geschlechtsneutral zu verstehen.

Originalausgabe

1. Auflage 2022

Türkenstraße 89

80799 München

Tel.: 089 651285-0

Fax: 089 652096

Redaktion: Susanne Schneider

Umschlaggestaltung: Manuale Amode, München

Umschlagabbildungen: medo.check®, www.medocheck.com

Fotos: medo.check® und riva Verlag; Seite 30: Samuel Heß

Die Videos wurden zur Verfügung gestellt von medo.check®

Layout: Manuela Amode, München

Satz: Müjde Puzziferri, MP Medien, München

Printed by Print Consult GmbH, Munich

Wir produzieren nachhaltig
www.m-vg.de

ISBN Print 978-3-7423-2068-1

Inhalt

1

Bodyweight-Training

Warum mit dem eigenen Körpergewicht trainieren?

Das Training mit dem eigenen Körpergewicht ist wohl die einfachste Form, sich erfolgreich gesund und fit zu halten. Ganz gleich, welches Trainingsziel du verfolgst, du hast bereits alles, was du dazu brauchst: deinen Körper. Das Bodyweight-Training erfreut sich zunehmender Beliebtheit bei all jenen, die ein effektives Training suchen, aber dabei auf Geräte verzichten möchten. Ob zu Hause, draußen im Park, auf Reisen oder auch im Fitnessstudio – das Training mit dem eigenen Körpergewicht ist immer und überall möglich.

Jeder kann sein Ziel erreichen

Es spielt keine Rolle, ob du gerade erst den Entschluss gefasst hast, mit dem Training zu beginnen, ob du bereits regelmäßig trainierst oder schon ein richtiger Profi bist. Das Training mit dem eigenen Körpergewicht ist für jeden geeignet. Das Bodyweight-Training bietet eine fast endlose Vielfalt an Übungen, von einfach bis maximal fordernd. Der Trainingseinsteiger findet die für sich passende Intensität bei Grundübungen, der Fortgeschrittene kann sich hingegen mit komplexen, dynamischen Übungen auspowern.

Motivation – was dich antreibt

Mit dieser Box hast du dich dazu entschlossen, ein Ziel zu erreichen. Vielleicht möchtest du deine Gesundheit und Fitness verbessern, ein paar Pfunde verlieren, Muskeln aufbauen, deinen Körper formen, die Ausdauer verbessern oder den Rücken stärken. So unterschiedlich das individuelle Trainingsniveau, so verschieden können auch die Zielsetzungen sein, die man mit dem Bodyweight-Training erreichen kann.

Training immer und überall

Zugegeben, es ist nicht immer leicht, im stressigen Alltag noch ein Workout unterzubringen. Das Bodyweight-Training ist jedoch wohl das Training, das es dir am einfachsten macht, es in deinen Tagesablauf zu integrieren, da du es an jedem beliebigen Ort ausführen kannst. Du hast dein Fitnessstudio immer dabei, musst dabei keine Öffnungszeiten beachten oder dich an einen Dresscode halten. Wann immer du dich besser fühlen möchtest, nimmst du eine Karte aus der Box und unterbrichst den Alltag für ein paar Minuten. Je nach Workout musst du lediglich zwischen 10 und 35 Minuten für eine Trainingseinheit einplanen. Ich bin mir sicher, dass es sich lohnt, diese Zeit zu investieren, damit du dein Ziel erreichst!

Der Weg zum Trainingserfolg

Wenn du zu trainieren beginnst, dein Ziel fest vor Augen, verläuft der Weg dorthin nicht immer geradlinig. Wenn du jedoch ein paar Grundsätze des Trainings beachtest, wirst du dein selbst gestecktes Ziel sicher und schnell erreichen.

Regelmäßig und abwechslungsreich trainieren

Nicht ohne Grund spricht man auch oft von einer Trainingsroutine. Dies bedeutet jedoch nicht, dass dein Training eintönig sein soll. Die Routine bezieht sich hier vielmehr auf die Regelmäßigkeit. Damit du dein Ziel bestmöglich erreichst, empfehle ich dir aus diesem Grund zwei bis drei Trainingseinheiten pro Woche. Du kannst gern dein Bodyweight-Training noch mit einer Ausdauereinheit wie Joggen oder Radfahren ergänzen. Für einen kontinuierlichen Trainingsfortschritt ist es entscheidend, dass du das Training als wöchentlich wiederkehrenden Bestandteil fest in deinen Terminkalender einplanst. Die Routine bezieht sich jedoch keineswegs auf den Inhalt des Trainings. Hier ist nämlich Abwechslung gefragt. Die 30 Karten in dieser Box helfen dir dabei, deine Workouts abwechslungsreich und kurzweilig zu gestalten. Du kannst dein Training innerhalb einer Woche durchaus auch mit zwei unterschiedlichen Trainingskarten aufbauen und dadurch verschiedene Schwerpunkte setzen.

Die richtige Trainingsintensität

Ein effektives Training muss dich fordern, darf dich jedoch nicht überfordern. Dein Weg zum Trainingserfolg verläuft somit auf dem schmalen Grat zwischen zu viel und zu wenig. Kurzum, dein Workout darf und sollte schweißtreibend sein, denn ohne Anstrengung wird es keinen Trainingsfortschritt geben. Reflektiere nach jedem Workout, ob es dich wirklich aus deiner Komfortzone gelockt hat. Damit du dich jederzeit steigern kannst, habe ich alle Workouts mit einem Schwierigkeitsgrad zwischen 1 und 3 versehen. So kannst du bei jedem Trainingsfortschritt die Intensität deines Workouts stets nach oben anpassen. Das gilt selbstverständlich genauso umgekehrt, denn falscher Ehrgeiz ist hier fehl am Platz. Eine zu hohe Intensität ist ebenso wie eine zu geringe Intensität nicht sinnvoll. Wenn du feststellst, dass du Übungen für die angegebene Belastungszeit nicht halten kannst oder es dir nicht möglich ist, die angegebene Wiederholungszahl durchzuführen, dann empfehle ich dir, zunächst eine Trainingskarte mit einem geringeren Schwierigkeitsgrad zu wählen. Du wirst feststellen, dass du so viel schneller Fortschritte erzielst und folglich auch zügig die Intensität steigern kannst.

Die Qualität der Bewegungsausführung steht über allem. Versuche nicht um jeden Preis, auf Kosten der sauberen Übungsausführung die angegebene Belastungszeit oder Wiederholungszahl zu erreichen. Trotzdem gilt: Beiß dich deinem Leistungsniveau entsprechend durch.

Welche Rolle die Regeneration spielt

Wie wichtig die richtige Trainingsintensität ist, hast du gerade erfahren. Jetzt kommen wir zum mindestens ebenso wichtigen Gegenpol: der Regeneration. Durch das Workout erfährt deine Muskulatur einen intensiven Trainingsreiz. Danach gilt es zu regenerieren. Denn die notwendigen Anpassungsprozesse und letztendlich dein Trainingsfortschritt finden nicht während der Belastung, sondern in der Regenerationsphase statt. Ausreichend Schlaf, Zeit für Entspannung, Saunagänge, aber ebenso eine gesunde Ernährung helfen dir dabei, dich besser zu regenerieren und letztendlich dein Trainingsziel zu erreichen. Training und Regeneration bilden eine untrennbare Einheit. Gönn dir daher auch mal eine (Trainings-)Pause.

Wie die Workouts aufgebaut sind

Die Trainingskarten sind übersichtlich aufgebaut und sollen dir dabei helfen, dich auf das Wesentliche zu konzentrieren – dein Training. Jede Karte enthält alle für das Workout notwendigen Informationen, sodass du direkt mit dem Training starten kannst.

Die Kartenvorderseite

Alle Karten sind fortlaufend nummeriert, sodass du immer den Überblick behältst und das gewünschte Workout schnell findest. Jede Trainingskarte ist mit einem Titel versehen. Die Bezeichnung des Workouts gibt dir direkt Aufschluss über das Trainingsziel. Bei dem überwiegenden Anteil der Workouts handelt es sich um Trainingseinheiten, bei dem der ganze Körper gekräftigt wird. Neben dem Ganzkörpertraining findest du jedoch auch Workouts, die einen gewissen Fokus setzen, beispielsweise auf die Rücken- oder Bauchmuskulatur oder auf die Ausdauer.

Damit du ein Workout mit der richtigen Intensität wählst, findest du auf jeder Karte rechts oben den Schwierigkeitsgrad. Die 1 bedeutet, dass das Workout für Anfänger geeignet ist, die 2 steht für eine mittlere Intensität und die 3 bedeutet, dass das Workout für Fortgeschrittene vorgesehen ist. Ebenfalls kannst du auf einen Blick entnehmen, wie viel Zeit du für diese Trainingseinheit einplanen solltest. Beim Bodyweight-Training benötigst du keinerlei Trainingsgeräte. Bei der einen oder anderen Trainingseinheit greifen wir jedoch auf einen Stuhl oder eine Wand als Hilfsmittel zurück. Anstelle eines Stuhls kannst du auch jeden anderen stabilen Gegenstand in etwa der Sitzhöhe eines Stuhls wählen. Trainierst du beispielsweise draußen, kannst du eine Parkbank nutzen und statt der Wand einen Baum oder eine Laterne als Hilfsmittel für dein Training einsetzen. Ich bin mir sicher, dass du hier fündig wirst.

Jede Übung ist farbig bebildert und mit der Übungsbezeichnung versehen. Bei dynamischen Übungen kannst du den Bewegungsablauf durch mehrere Fotos gut nachvollziehen. Zusätzlich enthält jede Übung einen QR-Code, über den du die Übungsausführung als Video abrufen kannst. Bei den meisten Smartphones reicht es dabei aus, in der Fotofunktion die Kamera über den QR-Code zu halten, um das Video aufzurufen. Bei manchen Smartphones ist eine zusätzliche (kostenfreie) QR-Code-Scan-App notwendig. Die einzelnen Übungen sind darüber hinaus mit einer Nummer versehen. Diese Nummer gibt dir die Reihenfolge an, wie die Übungen nacheinander trainiert werden.

Die Kartenrückseite

Drehst du die Karte um, findest du noch einmal den Titel des Workouts, die Trainingskartennummer, den Schwierigkeitsgrad, die Trainingsdauer und die Information, ob zusätzliche Hilfsmittel benötigt werden. Der Kartenrückseite kannst du den eigentlichen Ablauf des Workouts entnehmen. Lass uns zunächst mit der Wiederholungszahl und der Belastungszeit beginnen. Diese Belastungsparameter sind neben der Auswahl der Übungen entscheidend für die Intensität deines Trainings. Bei allen Übungen, bei denen es Sinn ergibt, die Wiederholungen zu zählen, ist beim Trainingsplan eine Wiederholungszahl angegeben. Werden Körperseiten separat voneinander trainiert, gilt die Wiederholungszahl nur für eine Seite. Du führst beispielsweise den seitlichen Ausfallschritt zunächst 15-mal zur rechten Seite aus und wiederholst ihn mit der gleichen Wiederholungszahl zur linken Seite. Bei manchen Übungen – vor allem bei den Ausdauerübungen oder bei statischen Haltepositionen wie dem Unterarm- oder Seitstütz – ist es sinnvoller, sich statt an der Wiederholungszahl an der Belastungszeit zu orientieren. In diesen Fällen ist bei den entsprechenden Übungen eine Zeit in der Tabelle angegeben. Auch bei der Belastungszeit gilt die Angabe je Körperseite, wenn es sich um Übungen handelt, die auf zwei Seiten ausgeführt werden.

Außerdem findest du in der Tabelle die Angabe einer Pausenzeit. Führst du beispielsweise eine Übung mit der vorgegebenen Wiederholungszahl oder Belastungszeit aus, legst du anschließend die angegebene Pause ein und gehst anschließend zur nächsten Übung weiter. Nutze die Pause, um dich auf die nächste Übung vorzubereiten. Bei Übungen, bei denen die Wiederholungszahl oder Belastungszeit je Körperseite angegeben ist, ist es nicht notwendig, beim Seitenwechsel eine lange Pause einzulegen. Du kannst hier einfach im fließenden Wechsel zur zweiten Körperseite übergehen. Die Pausenzeit ist generell ein entscheidender Parameter für die Intensität des jeweiligen Workouts. Das bedeutet, dass die vorgegebene Pausenzeit nicht in Stein gemeißelt ist. Du möchtest dich etwas mehr fordern? Dann kürze die Pause um wenige Sekunden.

Zum Stoppen der Belastungs- und Pausenzeit kannst du eine Uhr mit Stoppfunktion, einen speziellen Trainingstimer oder auch das Smartphone einsetzen. Solltest du außer deiner Trainingskarte einmal kein geeignetes Gerät zur Hand haben, zähle die Sekunden gedanklich für dich herunter.

Kommen wir noch zur Übungsabfolge. Es gibt verschiedene Möglichkeiten, Übungen aneinanderzureihen. Als Trainingsmethode habe ich mich für das Zirkelprinzip entschieden. In diesem Fall führst du jede Übung nach der angegebenen Reihenfolge zunächst einmal aus. Wenn du bei der letzten Übung angekommen bist, hast du einen (Trainings-)Satz absolviert. Dann beginnst du wieder mit der ersten Übung des Workouts. Auch die Satzzahl ist bei jedem Workout in der Tabelle angegeben.

Wie schon besprochen, ist mir die Qualität der Bewegungsausführung und damit die Sicherheit des Trainings sehr wichtig. Zusätzlich zum Übungsvideo, das du mit dem QR-Code auf der Kartenvorderseite aufrufen kannst, findest du in der Tabelle auf der Rückseite zu jeder Übung eine Seitenzahl. Diese Seitenzahl führt dich zur jeweiligen Übungsbeschreibung in diesem Booklet.

Warm-up – der Einstieg in jedes Training

Ein kurzes Einstimmen des Körpers auf die kommende Belastung ist Pflicht und reduziert das Verletzungsrisiko. Auch wenn wir beim Bodyweight-Training keine zusätzlichen Gewichte einsetzen, wird das Training intensiv. Bring daher deinen Körper zunächst auf Betriebstemperatur, bevor du mit dem auf der Trainingskarte vorgegebenen Workout beginnst. Wenn du zu Hause auf einen Crosstrainer, ein Ergometer oder ein Laufband zurückgreifen kannst, dann nutze dies, um dich vorab mindestens 5 bis 10 Minuten aufzuwärmen. Ein sinnvolles Warm-up ist selbstverständlich auch ohne Geräte möglich. Ich habe dir hier fünf einfache Mobilisationsübungen zusammengestellt, mit denen du die wichtigsten Gelenke für das darauffolgende Training mobilisieren kannst. Führe jede Übung 30 bis 60 Sekunden lang aus. Wie bei den Trainingskarten kannst du hier zusätzlich zu den Übungsbeschreibungen mit deinem Smartphone über den QR-Code das zugehörige Übungsvideo aufrufen.

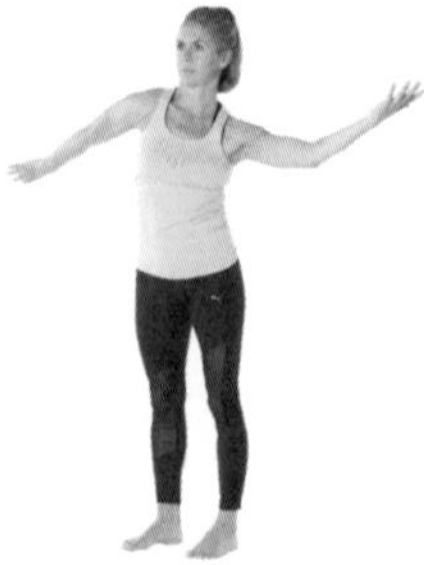

Schultermobilisation

Einen aufrechten, hüftbreiten Stand einnehmen. Die Arme zur Seite strecken und in der Waagrechten halten. Im Wechsel die Handflächen gegengleich nach oben und nach unten drehen.

Wirbelsäulenmobilisation im Vierfüßlerstand

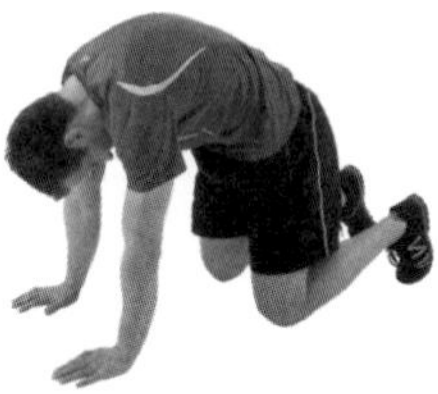

1

1. Einen Vierfüßlerstand einnehmen. Die Hände befinden sich unter den Schultern, die Knie unter den Hüften. Die Fußspitzen sind aufgestellt. Nun das Kinn Richtung Brust ziehen und das Becken nach hinten oben schieben, sodass der Rücken rund wird. Dabei den Bauchnabel Richtung Wirbelsäule ziehen. Mit den Händen aktiv vom Boden abdrücken.

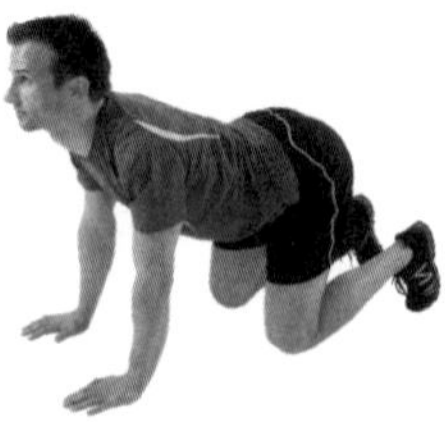

2

2. Anschließend die Wirbelsäule wieder strecken, den Bauch nach unten sinken lassen, dabei das Becken nach vorn kippen und das Gesäß nach oben schieben. In dieser Bewegung das Brustbein nach vorn oben schieben und den Kopf anheben. Die Wirbelsäule in einem fließenden Wechsel beugen und strecken.

Brustwirbelsäulen-mobilisation

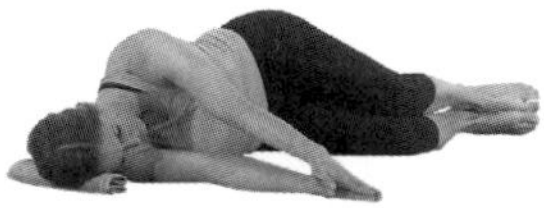

1

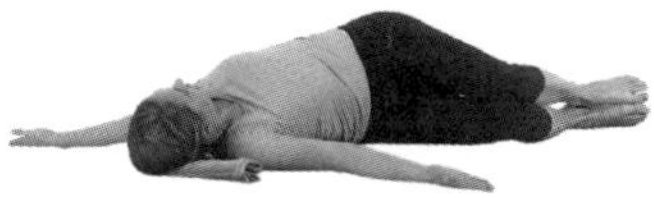

2

1. Auf eine Körperseite legen und beide Arme zur Seite aufeinander ablegen. Die Handflächen halten Kontakt zueinander. Beide Beine anwinkeln, sodass sie sich im rechten Winkel zum Oberkörper befinden.

2. Mit dem oberen Arm zur anderen Seite öffnen. Der Blick wandert dabei mit. Danach wieder schließen.

Hüftmobilisation

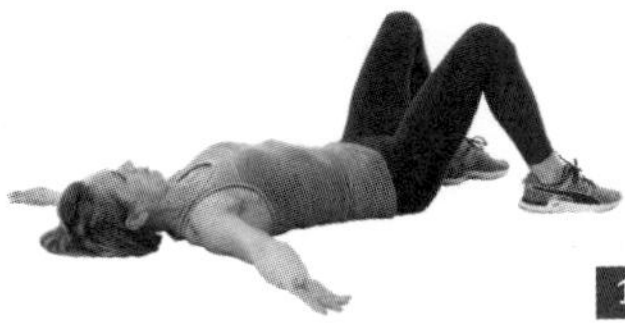

1

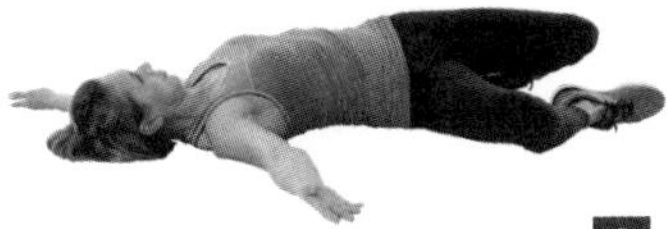

2

1. Auf den Rücken legen. Die Füße schulterbreit aufstellen. Die Knie befinden sich etwa im rechten Winkel. Die Arme zu beiden Seiten ausstrecken, die Handflächen zeigen nach oben.

2. In einer fließenden und langsamen Bewegung die Knie im Wechsel zur rechten und zur linken Seite senken.

Mobilisation der Beinrückseite

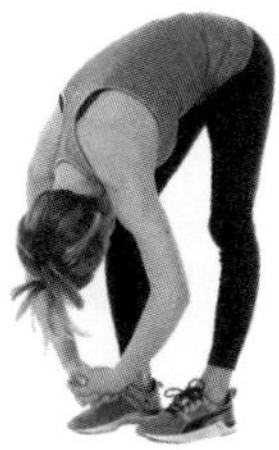

Einen hüftbreiten Stand einnehmen. Langsam mit dem Oberkörper nach vorn in die Vorbeuge kommen. Die Arme locker nach unten hängen lassen. Der Kopf ist ebenfalls entspannt. Im Wechsel das rechte und linke Knie leicht beugen und wieder strecken. Am Ende wieder langsam Wirbel für Wirbel nach oben aufrollen.

Dehnen zur besseren Regeneration

Nach einem schweißtreibenden Workout hat dein Körper eine Pause verdient. Er soll sich regenerieren, damit er bei der nächsten Trainingseinheit wieder ebenso leistungsfähig sein kann. Ich habe dir fünf Dehnübungen zusammengestellt, mit denen du das Training ausklingen lassen kannst und gleichzeitig die Regeneration einleitest. Das Dehnen hat nebenbei aber noch mehr Vorteile: Es löst Verspannungen und steigert zusätzlich deine Beweglichkeit. Und solltest du mal keine Zeit für das abschließende Dehnen übrig haben, ist das nicht tragisch. Deine Trainingsfortschritte erzielst du schließlich mit den Kraft- und Ausdauerübungen aus den Trainingskarten.

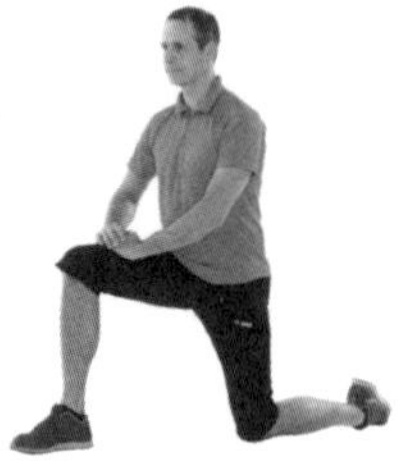

1

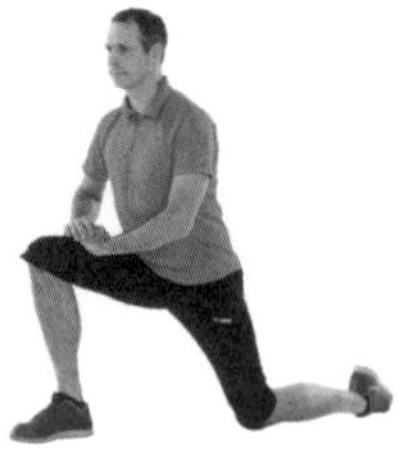

2

Oberschenkel-Hüftbeuger-Dehnung

1. Einen großen Ausfallschritt nach vorn ausführen. Das hintere Knie auf dem Boden absetzen. Das vordere Knie befindet sich über dem Sprunggelenk. Der Oberkörper ist aufrecht. Die Hände auf dem Oberschenkel des vorderen Beines aufsetzen.

2. Das Becken so weit nach vorn schieben, bis du eine Dehnung im Hüftbeuger sowie auf der Oberschenkelvorderseite des hinteren Beins wahrnimmst. Halte die Position für 30 Sekunden und wechsle dann die Seite.

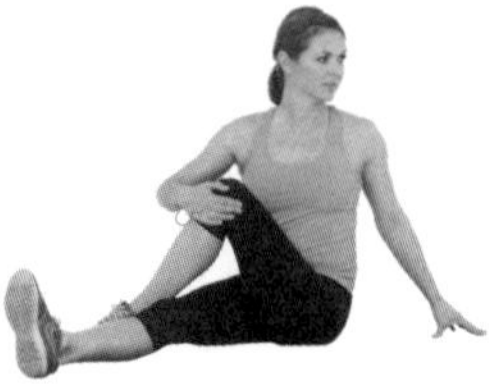

Dehnung der Oberschenkelaußenseite

Im aufrechten Sitz ein Bein nach vorn ausstrecken. Das andere Bein aufstellen, sodass der Fuß auf der Höhe der Knieaußenseite des ausgestreckten Beines steht. Das angewinkelte Bein mit dem gegenüberliegenden Arm umschlingen. Den Oberkörper zur Seite des angewinkelten Beines rotieren. Mit der freien Hand hinter dem Gesäß abstützen. Der Blick geht über die hintere Schulter. Halte die Position für 30 Sekunden und wechsle dann die Seite.

Beinbeugerdehnung

Auf den Rücken legen. Ein Bein anheben, mit beiden Händen die Beinrückseite umfassen und das Bein nach oben strecken. Die Fußspitzen aktiv nach unten ziehen. Halte die Position 30 Sekunden und wechsle dann die Seite.

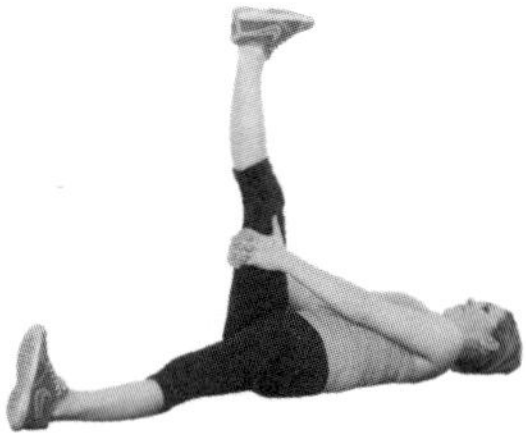

Diagonale Dehnung der Körperaußenseite

Auf den Rücken legen und ein Bein so anwinkeln, dass sich das Knie etwa im rechten Winkel befindet. Nun mit der gegenüberliegenden Hand die Knieaußenseite des angewinkelten Beins fassen und das Bein auf die andere Seite ziehen; wenn möglich, das Knie ablegen. Den freien Arm zur Seite ausstrecken. Die Handfläche zeigt dabei nach oben. Den Blick nach oben richten. Halte die Position für 30 Sekunden und wechsle dann die Seite.

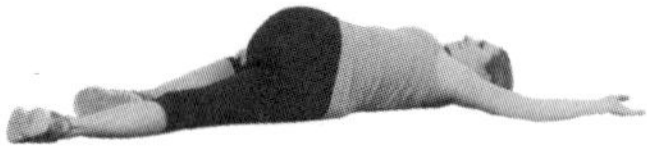

Sitzende Rückendehnung

Im Sitzen die Füße schulterbreit flach auf dem Boden aufstellen, sodass die Knie leicht angewinkelt sind. Mit den Händen von innen nach außen an die Füße greifen. Den Oberkörper nach vorn zwischen die Oberschenkel lehnen, das Kinn dabei in Richtung Brustbein ziehen. Halte die Position für 30 Sekunden.

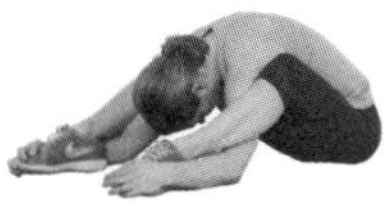

2 Die Übungen

Übungen für die Beine

Kniebeuge

1. Einen etwas mehr als schulterbreiten Stand einnehmen. Die Fußspitzen zeigen leicht nach außen. Die Arme nach vorn ausstrecken.

2. Die Knie beugen und das Gesäß nach hinten unten schieben. Die Knie bleiben dabei über dem Mittelfuß. Danach wieder in den Stand aufrichten.

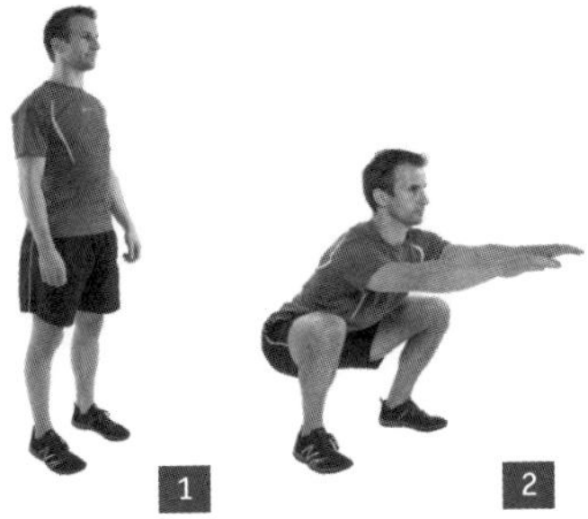

Ausfallschritt

Einen aufrechten Stand mit hüftbreit geöffneten Füßen einnehmen. Die Hände an die Hüften anlegen. Einen großen Schritt nach vorn ausführen. Das hintere Knie bis kurz vor Bodenkontakt absenken. Das vordere Knie bleibt über dem Mittelfuß ausgerichtet. Danach wieder zurück in den Stand kommen und den Ausfallschritt mit dem anderen Bein ausführen. Im Wechsel fortfahren.

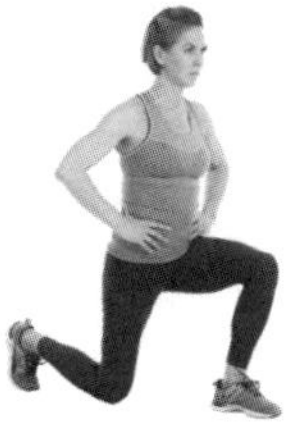

Ausfallschrittkombination

1. Einen aufrechten Stand mit hüftbreit geöffneten Füßen einnehmen.

2. Einen Ausfallschritt nach hinten ausführen. Das hintere Knie bis kurz vor Bodenkontakt absenken. Das vordere Knie bleibt über dem Mittelfuß ausgerichtet.

3. Aus dieser Position direkt mit dem hinteren Bein in einen Ausfallschritt nach vorn kommen. Im Wechsel den Ausfallschritt nach vorn und hinten ausführen.

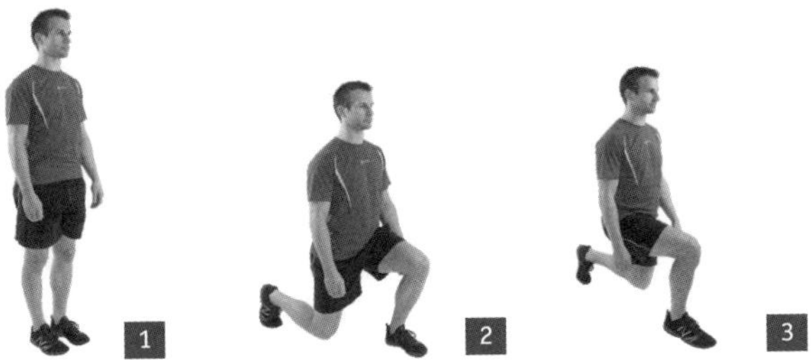

Seitlicher Ausfallschritt

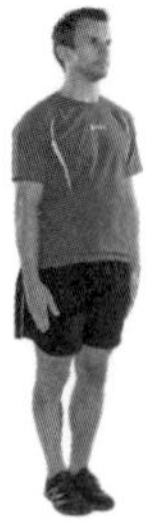

1

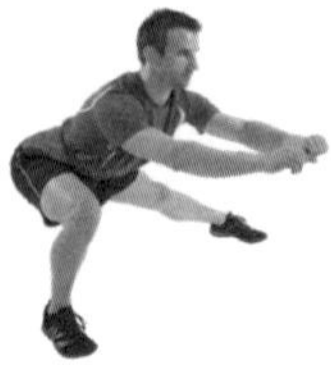

2

1. Einen aufrechten, hüftbreiten Stand einnehmen.

2. Einen großen Schritt zur Seite ausführen und dabei das Knie auf dieser Seite beugen. Dabei das Gesäß nach hinten unten schieben. Die Arme nach vorn ausstrecken. Der Körperschwerpunkt befindet sich auf der Seite des gebeugten Beins. Der Rücken ist gestreckt. Dann den Schritt sofort wieder schließen und in die Ausgangsposition zurückkehren.

Brücke

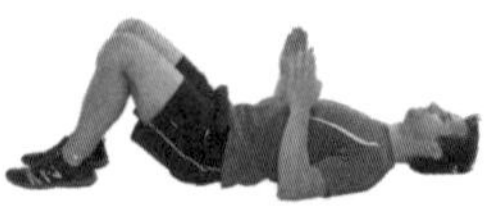

1

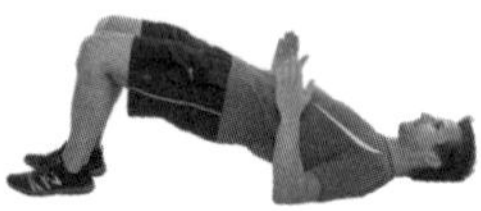

2

1. Auf den Rücken legen, die Füße aufstellen. Die Oberarme neben dem Körper in den Boden drücken, die Unterarme zeigen senkrecht nach oben.

2. Das Becken durch die Kraft der Gesäßmuskeln so weit wie möglich nach oben schieben. Dann bis kurz vor Bodenkontakt wieder absenken.

Einbeinige Brücke

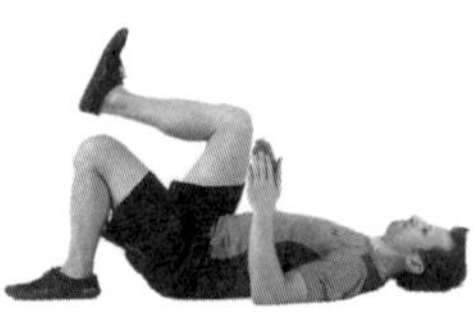

1

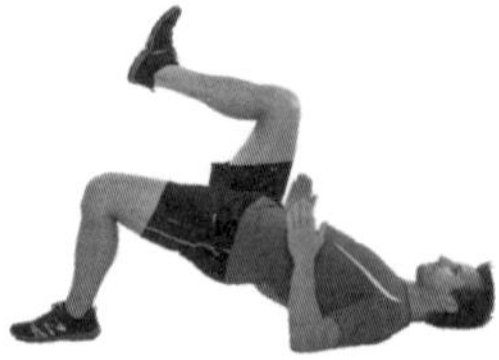

2

1. Auf den Rücken legen. Einen Fuß flach aufsetzen, sodass sich das Knie auf dieser Seite im rechten Winkel befindet. Das gegenüberliegende Bein angewinkelt nach oben nehmen, sodass der Oberschenkel senkrecht nach oben zeigt.

2. Das Becken so weit wie möglich nach oben schieben. Danach bis kurz vor Bodenkontakt wieder absenken.

Tipp: Als Steigerung kann das angehobene Bein gestreckt werden.

Erhöhte einbeinige Kniebeuge

1. In Schrittstellung vor einen Stuhl oder einen anderen stabilen Gegenstand stellen, den Fußrücken des hinteren Fußes auf der Sitzfläche des Stuhls oder dem alternativen Gegenstand ablegen. Die Fußspitzen des vorderen Fußes zeigen nach vorn.

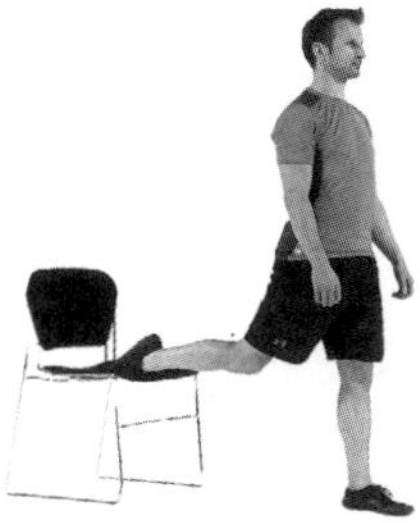

1

2. Das hintere Knie bis kurz vor Bodenkontakt absenken und die Arme nach vorn anheben. Das vordere Knie bleibt über dem Mittelfuß ausgerichtet. Danach wieder aufrichten.

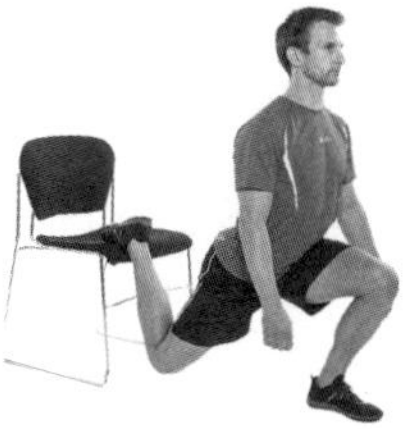

2

Wandsitz

Mit dem Rücken gegen eine Wand lehnen und eine sitzende Position einnehmen, bei der sich die Oberschenkel in der Waagrechten und die Knie im rechten Winkel befinden. Die Arme seitlich neben dem Körper hängen lassen. Die Position halten.

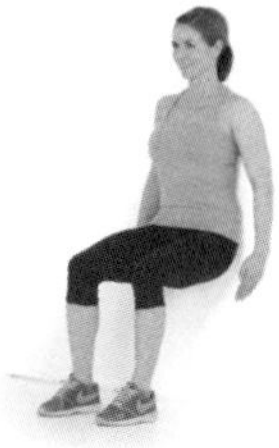

Übungen für den Oberkörper

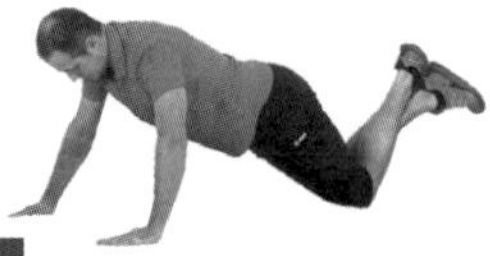

1

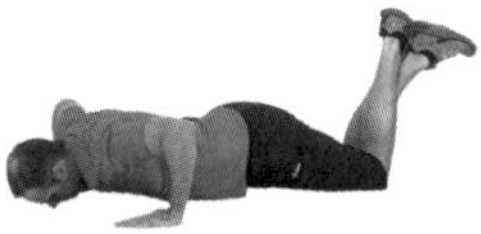

2

Liegestütz kniend

1. Aus dem Vierfüßlerstand die Hände weiter vorn platzieren, bis sich die Hüfte streckt. Die Hände sind unter den Schultern platziert. Die Füße verschränken. Knie-, Hüft- und Schultergelenk befinden sich in einer Linie.

2. Die Arme beugen und den Oberkörper absenken. Die Ellbogen zeigen dabei nach außen. Danach wieder nach oben drücken.

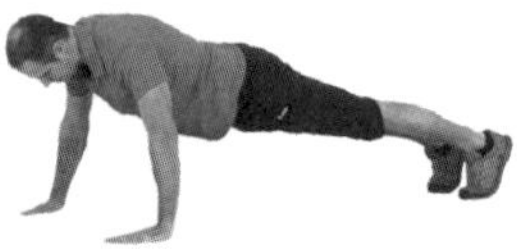

1

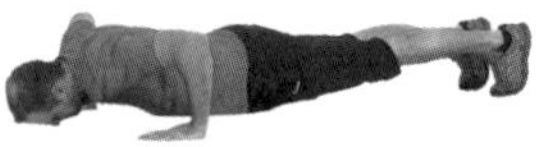

2

Liegestütz

1. Eine Stützposition mit schulterbreit geöffneten Händen einnehmen. Der ganze Körper ist in einer Linie gestreckt.

2. Die Arme beugen und den Körper möglichst weit absenken. Die Ellbogen zeigen dabei nach außen. Danach wieder nach oben drücken. Sprung-, Knie-, Hüft- und Schultergelenk bleiben während der Bewegungsausführung in einer Linie.

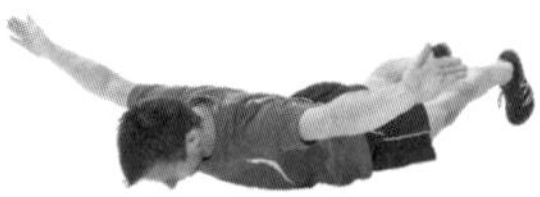

Armheben aus der Bauchlage

Auf den Bauch legen, die Fußspitzen aufstellen und die Arme zur Seite strecken. Die Arme sowie den Kopf leicht anheben. Die Daumen zeigen nach oben, die Handflächen nach vorn. Die Arme nach oben anheben. Dabei die Schulterblätter im Rücken bewusst zueinander ziehen. Dann die Arme wieder bis kurz vor Bodenkontakt absenken. Der Blick bleibt während der gesamten Bewegungsausführung nach unten gerichtet.

Rückenkräftigung in Bauchlage

Mit über den Kopf gestreckten Armen auf den Bauch legen. Abwechselnd einen Arm und das gegenüberliegende Bein anheben. Während der kompletten Bewegungsausführung bleiben beide Arme und Beine vom Boden angehoben.

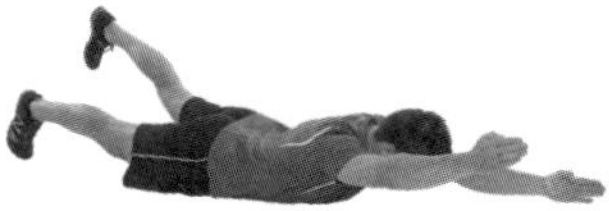

Paddeln in Bauchlage

Auf den Bauch legen. Einen Arm über den Kopf nach vorn strecken, den anderen nach hinten führen. Abwechselnd die Arme nach vorn und hinten strecken und zur gleichen Zeit mit den Beinen auf und ab paddeln. Während der kompletten Bewegungsausführung bleiben Arme und Beine vom Boden angehoben.

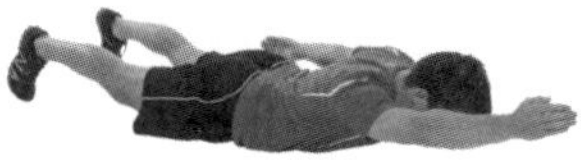

Dip am Stuhl, Beine angewinkelt

1. Auf einen Stuhl oder anderen stabilen Gegenstand setzen, die Füße flach aufstellen und die Handballen an der (Stuhl-)Kante aufsetzen. Die Beine sind gebeugt, der Oberkörper ist aufgerichtet. Das Gesäß ist nah an der vorderen Kante der Erhöhung, die Arme sind gestreckt.

2. Die Ellbogen beugen und das Gesäß so weit absenken, dass die Oberarme etwa waagrecht sind. Dann wieder nach oben drücken.

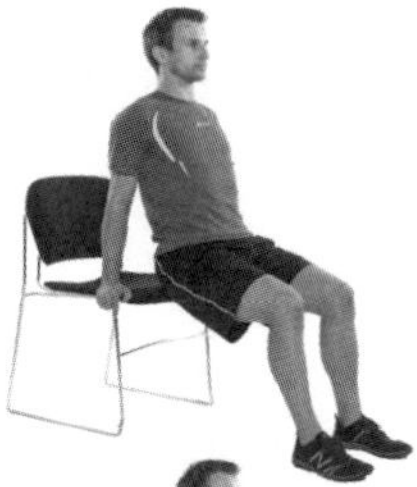

1

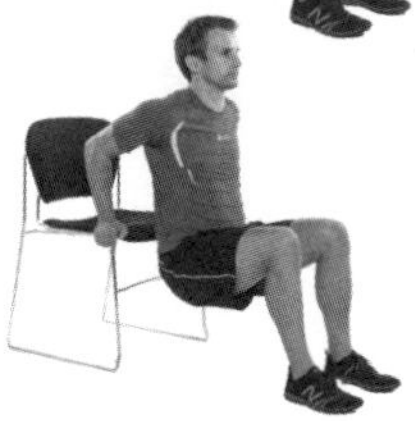

2

Dip am Stuhl, Beine gestreckt

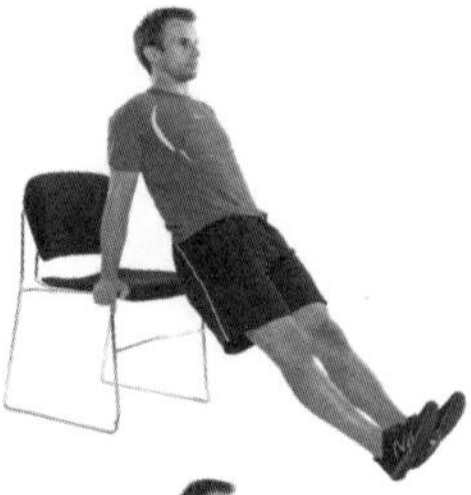

1

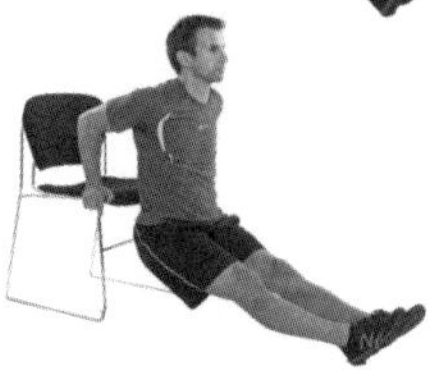

2

1. Auf einen Stuhl oder anderen stabilen Gegenstand setzen, die Fersen aufstellen und die Handballen an der (Stuhl-)Kante aufsetzen. Den Oberkörper aufrichten. Das Gesäß ist nah an der vorderen Kante der Erhöhung, die Arme sind gestreckt.

2. Die Ellbogen beugen und das Gesäß so weit absenken, dass die Oberarme etwa waagrecht sind. Danach wieder nach oben drücken.

Latrudern

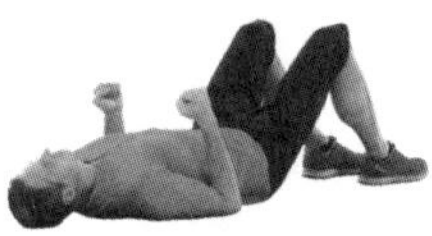

1

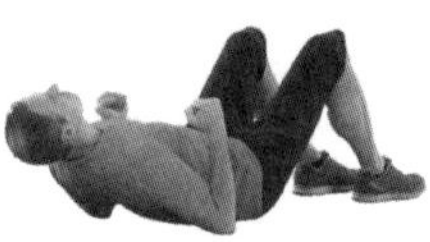

2

1. Auf den Rücken legen. Die Beine anwinkeln. Die Oberarme nah am Oberkörper auf dem Boden ablegen. Die Unterarme zeigen senkrecht nach oben, die Handflächen zum Körper drehen. Das Kinn in Richtung Brustbein ziehen und den Kopf vom Boden anheben.

2. Die Ellbogen mit Kraft nach unten in den Boden drücken, sodass sich der Oberkörper anhebt. Danach wieder langsam bis knapp über den Boden absenken und wiederholen. Die Kraft kommt aus dem Rücken, nicht aus den Bauchmuskeln.

Übungen für den Rumpf

Crunch aus dem Vierfüßlerstand

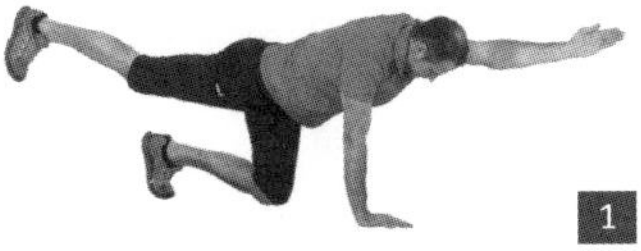

1

1. Einen Vierfüßlerstand einnehmen. Die Hände sind unter den Schultern, die Knie unter den Hüften. Einen Arm und das gegenüberliegende Bein nach vorn beziehungsweise hinten strecken. Das Becken bleibt parallel zum Boden ausgerichtet.

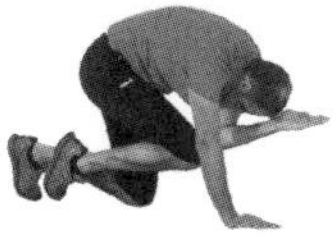

2

2. Ellbogen und Knie beugen und unter der Brust diagonal zusammenführen, den Rücken dabei runden, dann Arm und Bein wieder strecken.

Unterarmstütz

Auf die Unterarme stützen, die Beine ausstrecken und nur mit den Zehen aufsetzen. Die Ellbogen befinden sich dabei unter den Schultern. Das Becken bildet mit Oberkörper und Oberschenkeln eine Linie. Die Wirbelsäule behält durch ein Anspannen der Rumpfmuskulatur ihre normale physiologische Krümmung bei. Die Position halten.

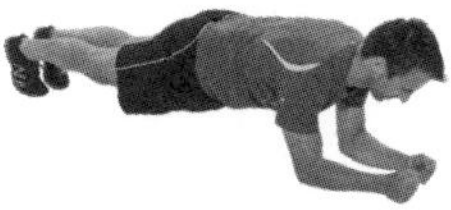

Unterarmstütz mit Marschieren

In den Unterarmstütz kommen. Die Ellbogen sind unter den Schultern. Das Becken bildet mit Oberkörper und Oberschenkeln eine Linie. Abwechselnd den rechten und linken Fuß wenige Zentimeter vom Boden anheben.

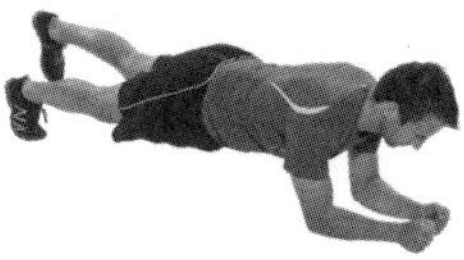

Wechselbrett

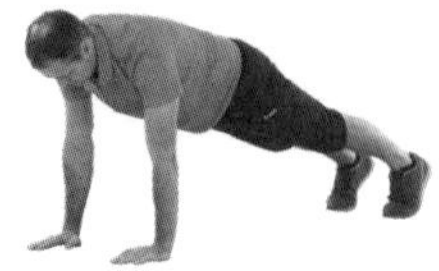
1

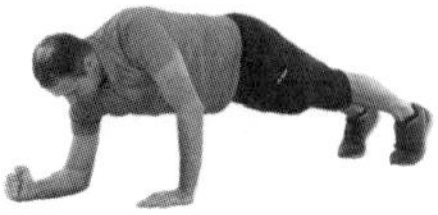
2

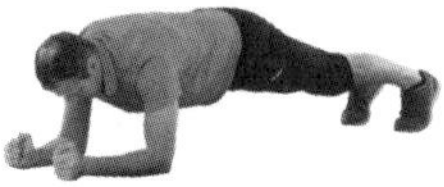
3

1. Eine Stützposition mit schulterbreit geöffneten Händen einnehmen. Der ganze Körper ist in einer Linie gestreckt.
2. Den rechten Unterarm absetzen.
3. Der linke Unterarm folgt. Danach wieder, beginnend mit der rechten Seite, in die Stützposition zurückkehren. Nach der halben Belastungszeit mit der linken Seite beginnen.

Hacker im Vierfüßlerstand

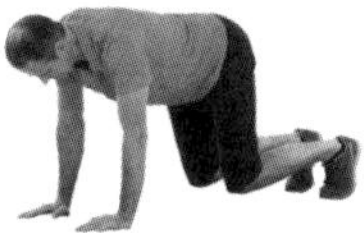
1

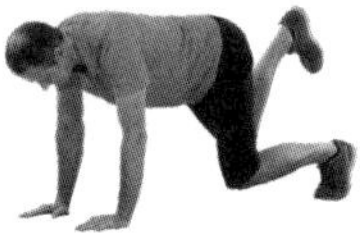
2

1. In den Vierfüßlerstand kommen. Die Hände sind unter den Schultern, die Knie unter den Hüften. Die Fußspitzen aufstellen und die Knie wenige Zentimeter vom Boden anheben.
2. Die Position halten und abwechselnd den linken und rechten Fuß vom Boden lösen.

Bergsteiger diagonal

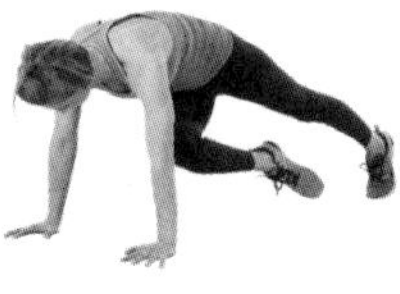

Eine Stützposition einnehmen. Die Hände befinden sich dabei direkt unter den Schultern. Sprung-, Knie-, Hüft- und Schultergelenk sind in einer Linie. Im Wechsel das rechte und linke Knie zum gegenüberliegenden Ellbogen ziehen.

Dynamischer Seitstütz mit abgelegten Knien

1. Auf eine Seite setzen, mit einem Unterarm abstützen und die Knie anwinkeln. Die Knie befinden sich dabei etwa im rechten Winkel. Der stützende Unterarm zeigt mit der Hand gerade nach vorn. Der Ellbogen ist direkt unter der Schulter platziert. Den freien Arm auf dem Oberkörper ablegen. Das Becken anheben und den Rumpf auf Spannung halten, sodass sich das Becken in einer Linie mit Oberschenkeln und Oberkörper befindet.

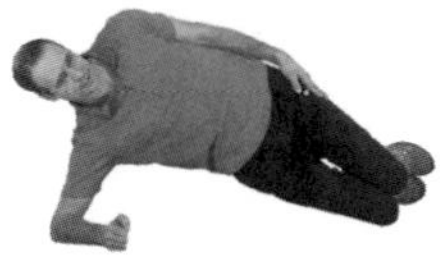

1

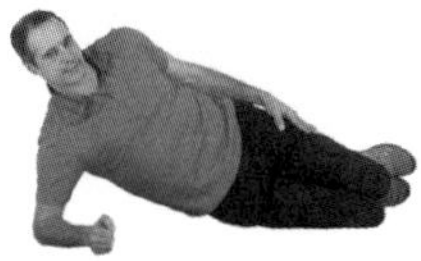

2

2. Das Becken in einer dynamischen, fließenden Bewegung bis kurz vor Bodenkontakt absenken und wieder anheben.

Seitstütz

Auf eine Seite setzen, auf einem Unterarm abstützen und die Beine strecken, den Fuß des oberen Beins etwas nach vorn versetzt aufsetzen. Der Ellbogen befindet sich direkt unter dem Schultergelenk. Den freien Arm auf dem Oberkörper ablegen. Den Rumpf auf Spannung halten, sodass sich das Becken auf einer Höhe zwischen Oberschenkeln und Oberkörper befindet. Die Position halten.

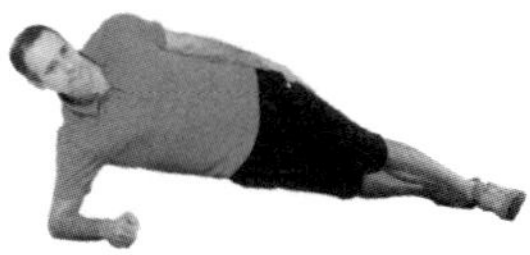

Dynamischer Seitstütz

1. In den Seitstütz mit gestreckten Beinen kommen und auf dem Unterarm abstützen. Der Ellbogen ist direkt unter dem Schultergelenk. Den freien Arm auf dem Oberkörper ablegen. Den Rumpf auf Spannung halten, sodass sich das Becken in einer Linie mit den Oberschenkeln und dem Oberkörper befindet.

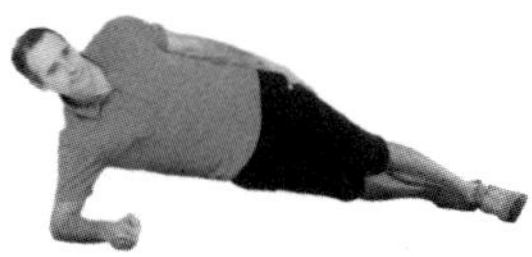

1

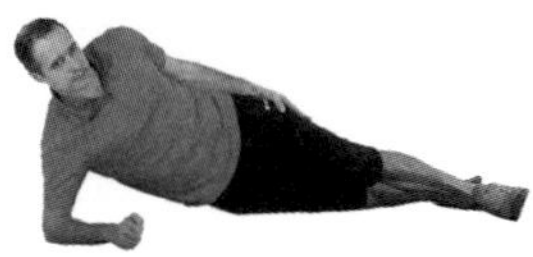

2

2. Das Becken in einer dynamischen, fließenden Bewegung bis kurz vor Bodenkontakt absenken und wieder anheben.

Seitstütz mit seitlichem Crunch

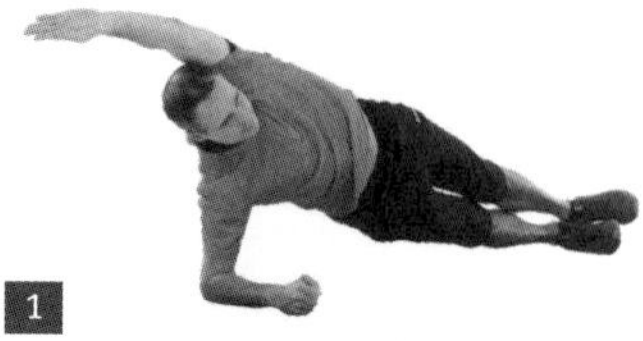

1

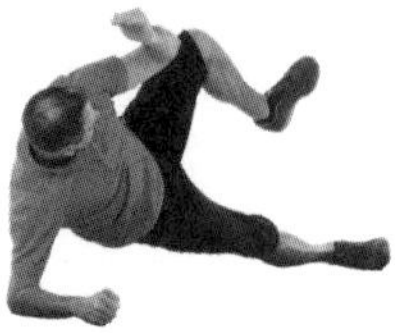

2

1. In den Seitstütz mit gestreckten, übereinanderliegenden Beinen kommen, auf dem Unterarm abstützen. Der Ellbogen befindet sich direkt unter dem Schultergelenk. Den freien Arm nach vorn über den Kopf strecken. Den Rumpf auf Spannung halten, sodass sich das Becken auf einer Höhe zwischen den Oberschenkeln und dem Oberkörper befindet.

2. Aus dieser Position gleichzeitig das obere Bein und den oberen Arm anwinkeln. Ellbogen und Knie zusammenführen. Dann wieder in die Ausgangsposition zurückkehren.

Seitstütz mit Durchtauchen

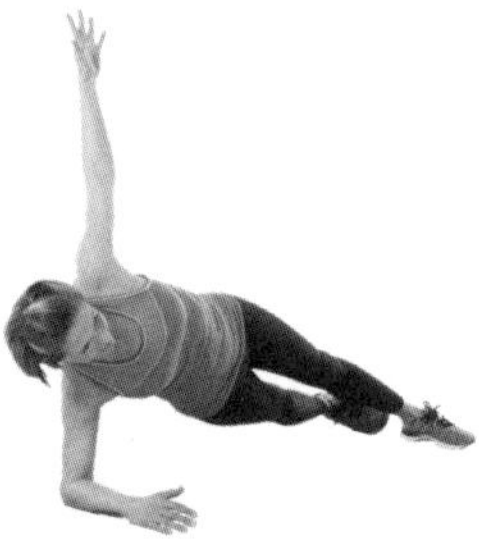

1

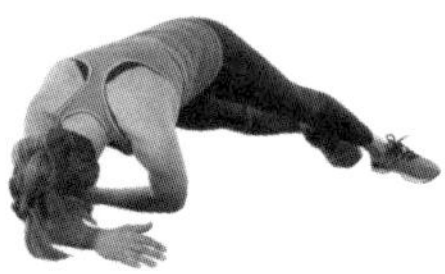

2

1. In einen Seitstütz mit gestreckten und versetzt voreinander aufgestellten Beinen kommen, dabei auf dem Unterarm abstützen. Der Ellbogen befindet sich direkt unter dem Schultergelenk. Den freien Arm senkrecht nach oben strecken. Den Rumpf auf Spannung halten, sodass sich das Becken auf einer Höhe zwischen den Oberschenkeln und dem Oberkörper befindet.

2. Mit dem freien Arm unter dem Rumpf durchgreifen, das Becken dabei etwas nach oben schieben. Der Rumpf führt hierbei eine Rotation aus. Dann wieder in die Ausgangsposition zurückkehren.

Powerstütz

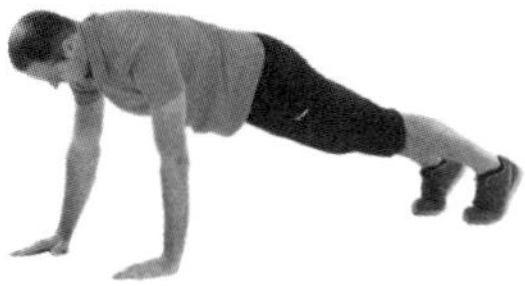

1

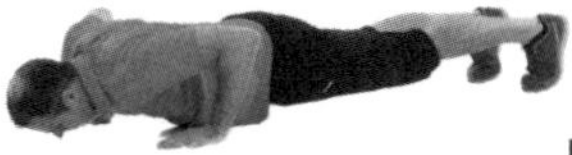

2

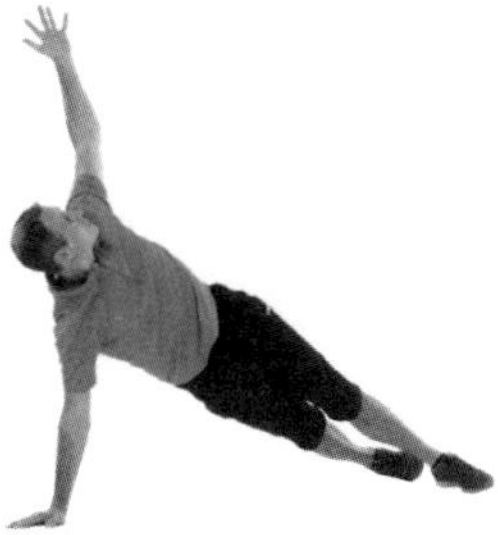

3

1. Eine Stützposition mit schulterbreit geöffneten Händen einnehmen.

2. Die Arme beugen und den Körper möglichst weit absenken. Die Ellbogen zeigen dabei nach außen. Danach wieder nach oben drücken. Sprung-, Knie-, Hüft- und Schultergelenk bleiben während der Bewegungsausführung in einer Linie.

3. Eine Hand lösen und den freien Arm senkrecht nach oben strecken. Die Füße befinden sich jetzt versetzt hintereinander, der Körper dreht sich zur Seite auf. Der nach oben ziehenden Hand mit dem Blick folgen. Dann wieder in die Stützposition zurückkehren. Nach Ausführung des folgenden Liegestützes dann zur anderen Seite aufdrehen.

Crunch

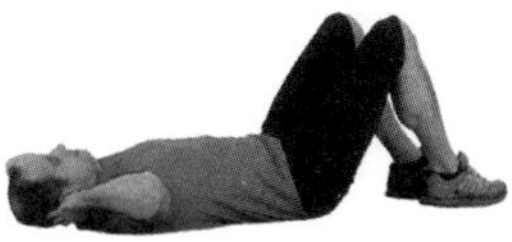

1

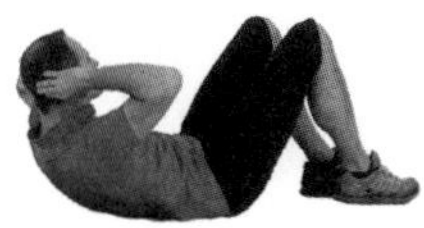

2

1. Auf den Rücken legen. Die Füße flach auf dem Boden aufstellen, sodass sich die Knie etwa im rechten Winkel befinden. Die Hände mit den Fingerspitzen seitlich an den Kopf anlegen. Die Ellbogen zeigen zur Seite. Den Kopf anheben und das Kinn in Richtung Brustbein ziehen. Die Bauchmuskeln anspannen.

2. Wirbel für Wirbel nach oben aufrollen. Danach langsam wieder abrollen, ohne Kopf und Schultern abzulegen.

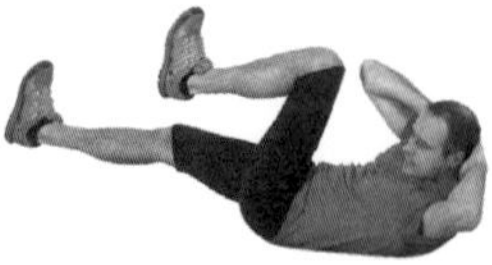

Käfer

Auf den Rücken legen. Die Hände mit den Fingerspitzen seitlich an den Kopf anlegen. Die Ellbogen zeigen zur Seite. Ein Bein gestreckt vom Boden anheben. Das andere Bein anwinkeln und das Knie in Richtung des gegenüberliegenden Ellbogens ziehen. Den Oberkörper etwas vom Boden anheben und den Ellbogen zum gegenüberliegenden Knie führen. In einem fließenden Wechsel Ellbogen und Knie der gegenüberliegenden Seite zusammenführen.

1

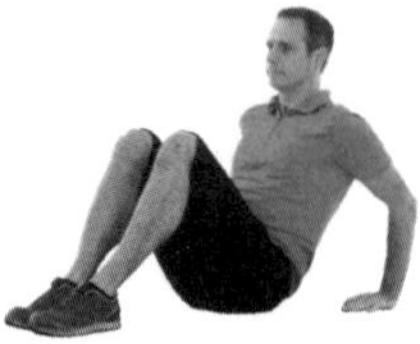

2

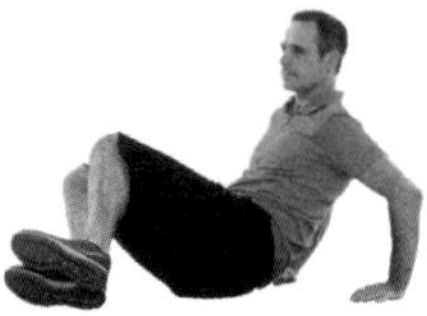

Bauchwipper

1. Auf den Boden setzen. Die Hände hinter dem Gesäß aufsetzen, sodass die Fingerspitzen nach vorn zeigen. Die Beine anwinkeln und die Füße ein paar Zentimeter vom Boden anheben. Den Oberkörper etwas nach hinten neigen und das Gewicht auf die Hände verlagern.

2. Mit den Beinen im Wechsel zur rechten und linken Seite pendeln. Den Rumpf dabei auf Spannung halten.

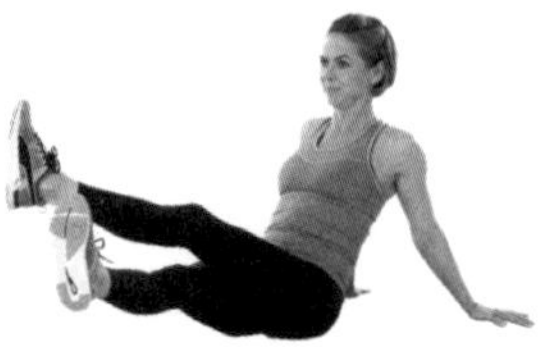

Beinschere

Auf den Boden setzen. Die Hände hinter dem Gesäß aufsetzen, sodass die Fingerspitzen nach hinten zeigen. Die Beine nach vorn strecken und vom Boden anheben. Den Oberkörper etwas nach hinten neigen und das Gewicht auf die Hände verlagern. Abwechselnd ein Bein über das andere führen. Den Rumpf dabei auf Spannung halten.

Hüftrollen

1. Auf den Rücken legen und die Beine anwinkeln, sodass sich die Oberschenkel in der Senkrechten und die Unterschenkel in der Waagrechten befinden. Die Arme zu beiden Seiten mit den Handflächen nach unten ablegen.

2. Die Beine im Wechsel zur rechten und linken Seite pendeln. Beide Schulterblätter behalten während der Bewegungsausführung den Kontakt zum Boden. Den Rumpf auf Spannung halten.

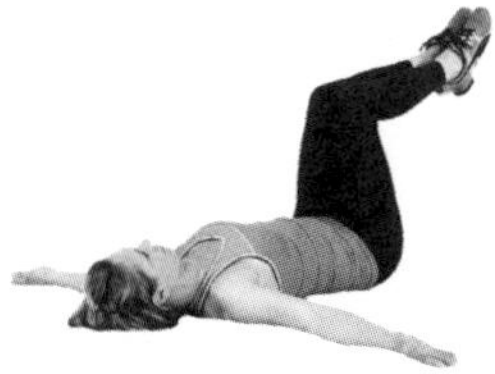
1

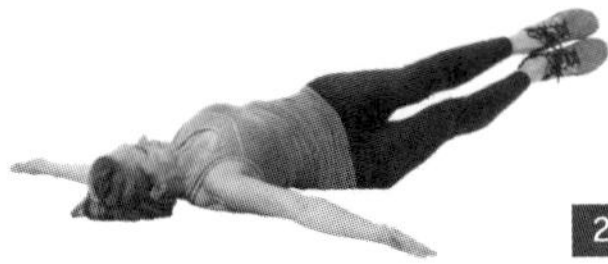
2

Beinheben im Liegen

1. Auf den Rücken legen. Die Arme mit den Handflächen nach unten seitlich neben dem Körper ablegen. Die Beine senkrecht nach oben strecken.

2. Mit Rumpfspannung die Beine langsam nach unten bis kurz vor Bodenkontakt absenken. Danach wieder anheben.

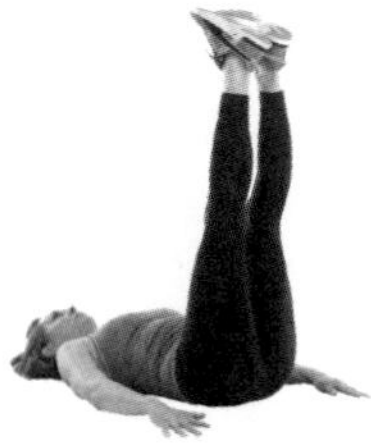
1

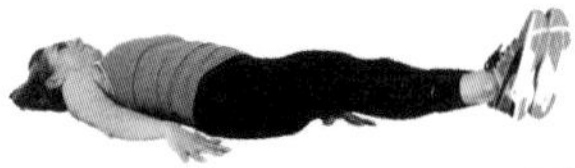
2

Ausdauerübungen

Hampelmann

1. Einen aufrechten, hüftbreiten Stand einnehmen. Die Arme sind an den Körperseiten angelegt.

2. Mit einem Sprung in einen mehr als schulterbreiten Stand die Hände über dem Kopf zusammenführen. Danach wieder zurück in die Ausgangsposition springen. Im schnellen Wechsel fortfahren.

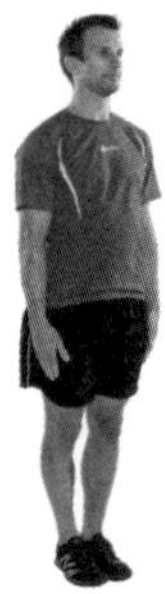
1

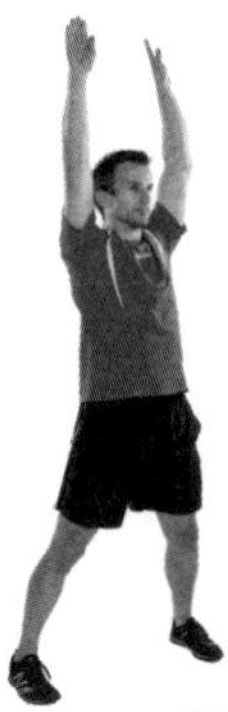
2

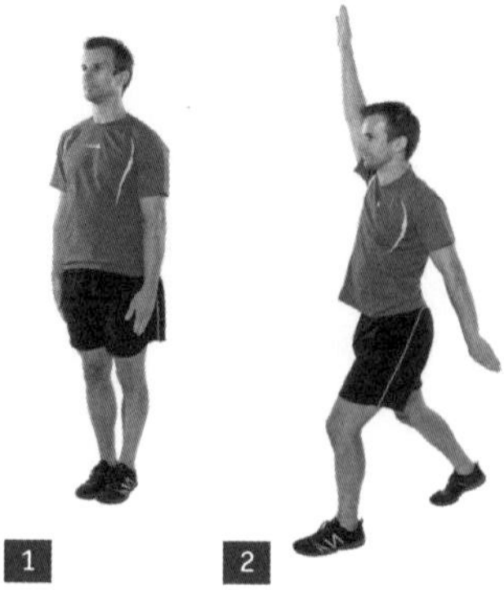

Hampelmann im Wechselschritt

1. Einen aufrechten, hüftbreiten Stand einnehmen. Die Arme sind an den Körperseiten angelegt.

2. In die Schrittstellung springen und dabei jeweils den gegenüberliegenden Arm zum vorderen Bein nach oben schwingen. Mit einem nächsten Sprung die Beine und die Armstellung wechseln und im schnellen Wechsel weitermachen.

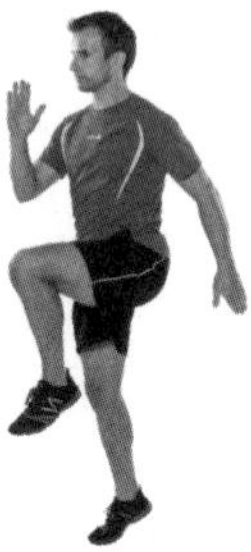

Kniehebelauf

Einen hüftbreiten Stand einnehmen. Die Arme neben dem Körper anwinkeln. Ein Knie so hoch wie möglich anheben. Den Arm auf der gleichen Seite zurückziehen. Den gegenüberliegenden Arm nach vorn führen und mit dem Standbein explosiv vom Boden abdrücken. Im Wechsel das rechte und linke Knie schnell nach oben ziehen und die Arme gegengleich mitnehmen. Der Oberkörper bleibt dabei aufrecht.

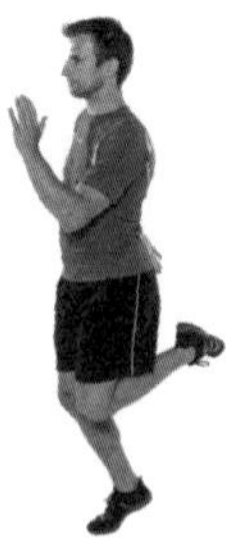

Anfersen

Mit einer aufrechten Körperhaltung auf der Stelle laufen und dabei bei jedem Schritt die Ferse Richtung Gesäß führen. Die Arme gegengleich mitnehmen.

Sprungkniebeuge

1. Einen aufrechten, schulterbreiten Stand einnehmen. Die Arme sind locker seitlich am Körper. Die Fußspitzen zeigen nach vorn. Aus dieser Position die Knie beugen und die Arme nach hinten führen.

2. Jetzt die Arme explosiv nach oben über den Kopf führen und dabei nach oben springen. Danach wieder sanft landen und gleich in die Hocke kommen. Direkt zum nächsten Sprung ansetzen.

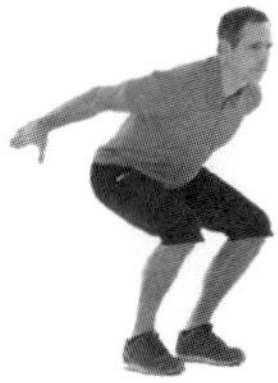

1

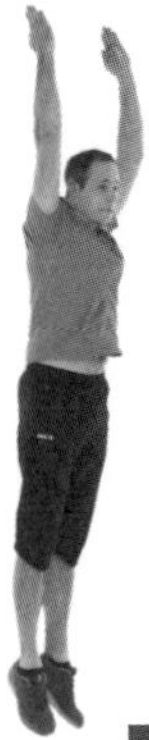

2

Burpee

1. Einen aufrechten, hüftbreiten Stand einnehmen.

2. In die Hocke kommen, dabei das Gesäß weit nach hinten und unten schieben. Die Hände schulterbreit auf dem Boden aufsetzen.

3. Mit einem Sprung die Füße nach hinten setzen und in die Stützposition kommen.

4. Einen Liegestütz ausführen; dafür die Ellbogen beugen und den Körper möglichst tief absenken. Die Oberarme bleiben eng am Körper. Danach wieder nach oben drücken.

5. Mit den Füßen zurück nach vorn in die Hocke springen, in den hüftbreiten Stand aufrichten und mit einem Strecksprung explosiv nach oben springen. Wieder im hüftbreiten Stand landen.

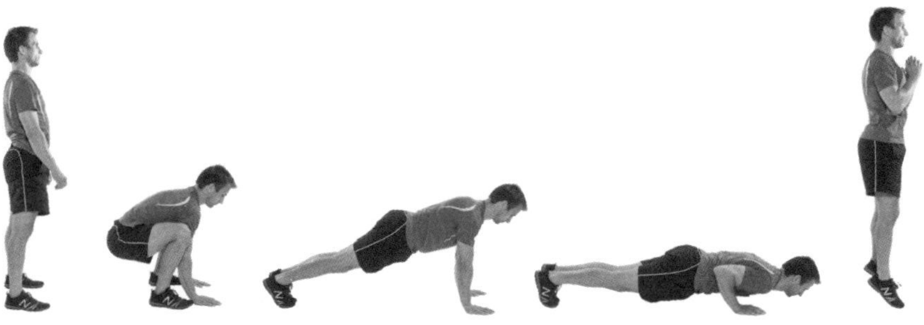

1 2 3 4 5

Über den Autor

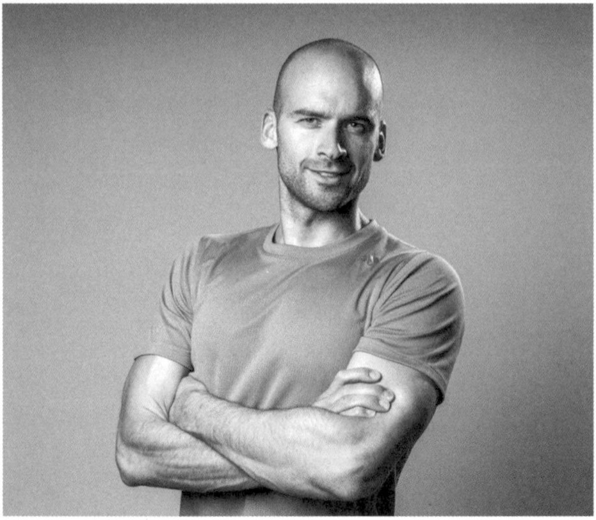

Marcel Doll, mehrfacher Bestsellerautor, hat Fitnessökonomie (B.A.) studiert und seinen Master in Gesundheitsmanagement und Prävention mit den Schwerpunkten Sportpsychologie und Stressmanagement abgeschlossen. Zudem hat er zahlreiche Weiterbildungen in den Bereichen Sport und Fitness absolviert. Er ist Gründer und Inhaber von YOU Personal Training in Offenburg. Als Personal Trainer betreut er seine Kunden vom medizinischen bis zum leistungsorientierten Training. Auch Unternehmen setzen im Rahmen des betrieblichen Gesundheitsmanagements auf seine Expertise. Als Ausbilder durfte er sein Wissen bereits an zahlreiche Trainer und Therapeuten weitergeben. Mehr Informationen unter www.you-personaltraining.de.

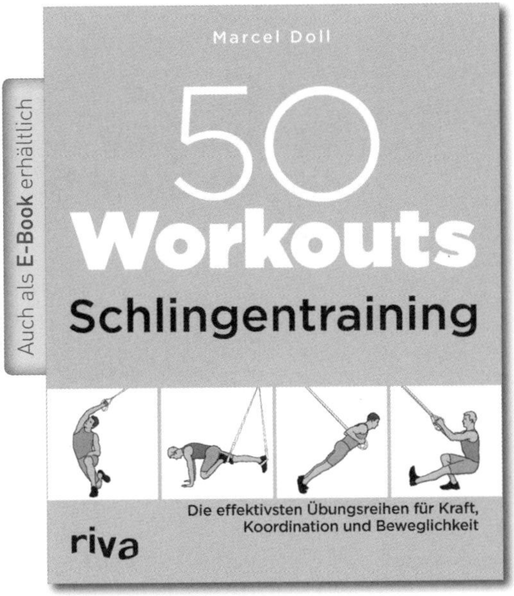

Marcel Doll

50 Workouts – Schlingen-training

Die effektivsten Übungsreihen für Kraft, Koordination und Beweglichkeit

144 Seiten
9,99 € (D) | 10,30 € (A)
ISBN 978-3-7423-1610-3

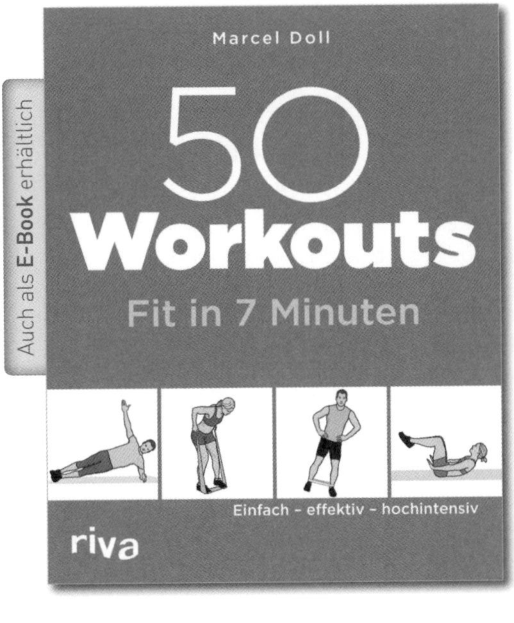

Marcel Doll

50 Workouts – Fit in 7 Minuten

Einfach – effektiv – hochintensiv

144 Seiten
9,99 € (D) | 10,30 € (A)
ISBN 978-3-7423-0173-4

riva